BEI GRIN MACHT SICH IHR WISSEN BEZAHLT

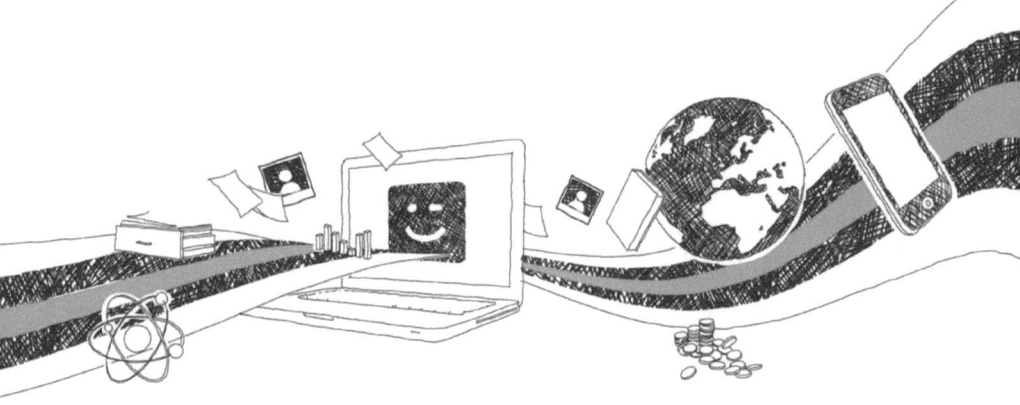

- Wir veröffentlichen Ihre Hausarbeit, Bachelor- und Masterarbeit

- Ihr eigenes eBook und Buch - weltweit in allen wichtigen Shops

- Verdienen Sie an jedem Verkauf

Jetzt bei www.GRIN.com hochladen und kostenlos publizieren

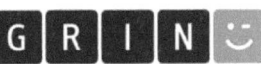

Rajko Pflügel

Aufgaben und Kompetenzen für ein neues Pflegeverständnis

Konsequenzen für die Ausbildung und die Tätigkeit von zukünftigen Pflegexperten

GRIN Verlag

Bibliografische Information der Deutschen Nationalbibliothek:

Die Deutsche Bibliothek verzeichnet diese Publikation in der Deutschen National-
bibliografie; detaillierte bibliografische Daten sind im Internet über http://dnb.d-
nb.de/ abrufbar.

Impressum:

Copyright © 2008 GRIN Verlag GmbH
Druck und Bindung: Books on Demand GmbH, Norderstedt Germany
ISBN: 978-3-640-77686-3

Dieses Buch bei GRIN:

http://www.grin.com/de/e-book/163438/aufgaben-und-kompetenzen-fuer-ein-
neues-pflegeverstaendnis

GRIN - Your knowledge has value

Der GRIN Verlag publiziert seit 1998 wissenschaftliche Arbeiten von Studenten, Hochschullehrern und anderen Akademikern als eBook und gedrucktes Buch. Die Verlagswebsite www.grin.com ist die ideale Plattform zur Veröffentlichung von Hausarbeiten, Abschlussarbeiten, wissenschaftlichen Aufsätzen, Dissertationen und Fachbüchern.

Besuchen Sie uns im Internet:

http://www.grin.com/

http://www.facebook.com/grincom

http://www.twitter.com/grin_com

Hochschule Neubrandenburg
University of Applied Sciences

Hochschule Neubrandenburg
Fachbereich Gesundheit und Pflege
Studiengang Gesundheitswissenschaften

AUFGABEN UND KOMPETENZEN
FÜR EIN NEUES PFLEGEVERSTÄNDNIS

Konsequenzen für die Ausbildung und die
Tätigkeit von zukünftigen Pflegexperten

Schriftliche Hausarbeit

Modul: Evaluation von Innovationen im Gesundheitswesen

Vorgelegt von: Rajko Pflügel

Tag der Einreichung: 18.01.2008

Inhaltsverzeichnis

Abbildungsverzeichnis

1. Einleitung

Die Rahmenbedingungen im Gesundheitswesen haben sich verändert. Das zukünftige Versorgungsverständnis ist von Arbeitsteilung und Kooperation geprägt. Prozesshaftes Denken, welches ein ganzheitliches Versorgungskontinuum anstrebt steht im Mittelpunkt der künftigen Patientenbehandlung. Hieraus erwächst die Konsequenz, dass sich die Gesundheitsberufe neu definieren.[1] Die Professionalisierung der Pflege steht seit vielen Jahren in dieser Diskussion. Im Rahmen von gesellschaftspolitischen Veränderungen und den damit einhergehenden Anforderungen wächst der Druck nach einer eindeutigen und neuen Positionierung im gesamten Versorgungsspektrum.[2]

Ein entscheidender Faktor in der aktuellen Entwicklung des Gesundheitswesens ist die Verknappung der Ressourcen.[3] Die Ursachen hierfür liegen in diversen Entwicklungen. Die demographischen Veränderung, das sich wandelnde Krankheitsspektrum und der medizinisch-technische Fortschritt führen zukünftig weiter zu einem Kostenanstieg. Maßnahmen zur Kostendämpfung stehen seit drei Jahrzehnten im Zentrum der Reformbemühungen. Von den siebziger bis Mitte der neunziger Jahre wurden von der Politik vornehmlich Aktivitäten zur Kostenreduktion auf der Ausgabenseite eingesetzt. Erst mit dem Gesundheitsstrukturgesetz von 1992[4] und der Gesundheitsreform 2000[5] begann ein Paradigmenwechsel: Fokus wurde auf Steigerungen der Einnahmenseite und auf Anreizstrukturen zu mehr Effizienz und Effektivität im Gesundheitswesen gelegt.[6] Neben der Kostenseite werden Szenarien der Über-, Unter- und Fehlversorgung aufgezeigt. So stellt sich heute vielerorts die Frage, ob in Zukunft – insbesondere in ländlichen Regionen – die medizinische Versorgung nach heutigen Maßstäben weiter gewährt werden kann.[7]

Zukünftig wird den Akteuren des Gesundheitswesens ein hohes Veränderungspotenzial abverlangt. Neue und innovative Versorgungsformen wie die Integrierte Versorgung werden zwangsläufig neue Anforderungen an das Profil der Gesundheitsberufe stellen. Der Pflege als größte Berufsgruppe im Gesundheitswesen kommt hier eine besondere Rolle zu.[8] Ohne Pflege würde es der Medizin nicht möglich sein, eine kontinuierliche Versorgung zu gewähren. Durch ihr professionelles und strukturiertes Handeln leistet die Pflege einen erheblichen Beitrag zu

---

1 Vgl. Gutachten des SVRKAIG 2007, S.69

2 Vgl. Bollinger et al. 2006, S.77-84

3 Vgl. Amelung & Schumacher 2004, S. 3

4 Einführung bzw. Ausweitung des GKV-Wettbewerbs und die Einführung des RSA.

5 Beschluss zur Krankenhausvergütung über DRG´s.

6 Vgl. Simon 2005, S. 45

7 In erster Linie stellt die Wiederbesetzung von Hausarztsitzen die wahrscheinlich größte Herausforderung dar.

8 Das Gesundheitspersonal gliederte sich 2006 wie folgt: 311.000 Ärzte, 66.000 Zahnärzte, 717.000 Gesundheits- und Krankenpfleger, 321.000 Altenpfleger, Vgl. Statistisches Bundesamt 2007

einem ganzheitlichen Versorgungsansatz.[9] Sie unterstützt die Überbrückung der Sektoren, denn Pflege agiert im ambulanten wie stationären Sektor. Durch die Planung und Organisation der stationären Nachsorge, kompensiert sie schon heute Diskontinuitäten, so gleicht sie beispielsweise infrastrukturelle Defizite zwischen den Sektoren aus.[10] Die historisch gewachsene Segmentierung verhindert eine bedarfsgerechte Versorgung der Patienten. Fehlende Kooperationen zwischen den Leistungsteilbereichen führen zu Ineffizienzen, woraus nicht nur institutionelle und volkswirtschaftliche Ressourcenverschwendung sondern auch Qualitätseinbussen für den einzelnen Patienten in der Versorgung erwachsen. Wo liegen hier die Entwicklungspotentiale und Qualifizierungsbedarfe? Die Medizin, die Pflege und andere Heil- und Hilfsberufe befinden sich in einer anhaltenden Professionalisierungsdiskussion. Das Hauptziel der aktuellen Akademisierung ist die Qualifizierung für institutionsgebundene Führungstätigkeiten. In dem neuen Verständnis der Gesundheitsversorgung – sektorenübergreifende Netzwerke unterschiedlicher Akteure - kann die Grundlagenausbildung der Pflege das Wissens- und Verständnisfundament für Managementtätigkeiten in Versorgungsnetzen bilden. Jedoch muss ein größerer Fokus auf betriebswirtschaftliche, organisatorische und die entsprechenden Schlüsselqualifikationen gelegt werden. Pflege kann neue Strukturen mitgestalten, wenn sie zukünftig mehr Verantwortung in der Organisation und Steuerung der Behandlung übernimmt.

2. Pflege im Fokus eines Wachstumsmarktes: Chancen einer Branche

2.1 Alter im Zentrum des Pflegebedarfs

Der Pflegesektor ist und bleibt ein „Wachstumsmarkt", die Bevölkerung überaltert und die Geburtenrate sinkt. Die Verschiebung der Alterspyramide von einem „Pyramide" hin zu einem „Pilz" zeigt, die sich drastisch veränderte Altersverteilung in Deutschland (s. Abb.1).

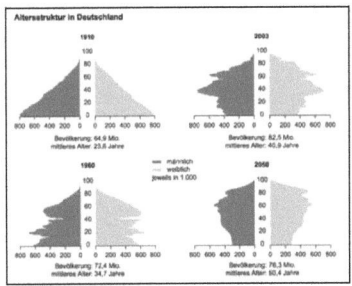

Abb.1: Veränderung der Altersstruktur in Deutschland[11]

---

9 Vgl. Schaeffer 2000, S. 13f

10 Expertenstandard: Entlassungsmanagement in der Pflege, 2002

11 Statistisches Bundesamt 2006

5

Allein diese demographischen Veränderungen lassen erkennen, dass sich der Pflegemarkt in Deutschland weiter entwickeln wird.[12] Die Menschen in Deutschland werden nicht nur älter, sondern sie leben gesundheitsbewusster als vor einigen Jahrzehnten, zeigen mehr Interesse für die eigenen Krankheitsgeschichten und sind allgemein viel informierter über gesundheitsrelevante Aspekte. Hieraus lässt sich ein längeres, gesünderes und selbstbestimmtes Leben der Durchschnittsbevölkerung ableiten. Die Wissenschaft versucht diese Zusammenhänge über zwei theoretische Konstrukte zu erklären, die Kompressionsthese und die Medikalisierungsthese. Nach der Kompressionsthese verlängert sich die Lebenserwartung bei gleichzeitiger Verkürzung der Morbiditätsphase, d.h. die Menschen werden gesünder älter und leiden erst kurz vor ihrem Ableben an chronisch-irreversiblen Krankheiten. Allgemein wird diese Theorie in diesem Kontext als eher positiv bewertet. Die Medikalisierungsthese dagegen geht davon aus, dass die Gesamtmorbidität (Krankheitsgeschehen) eher zunimmt, d.h. durch die sich weiterentwickelnde kurative Medizin gelingt es immer besser, die mit chronischen Krankheiten einhergehenden Komplikationen und Bedürftigkeiten auszugleichen bzw. zu kompensieren. Das Leben wird demnach durch medizinische Interventionen erfolgreich verlängert, das Voranschreiten der eigentlichen Krankheit kann jedoch nicht aufgehalten werden. Somit verlängert sich neben der Lebenserwartung auch die Morbiditätsdauer. Dies gibt einen Erklärungsansatz für den zukünftigen Anstieg des Anteils älterer kranker und pflegebedürftiger Menschen in Relation zur Gesamtbevölkerung.[13]

In der ökonomischen Betrachtung zeigt eine Überalterung der Gesellschaft einen Anstieg der Gesamtausgaben des Gesundheitswesens an. Das Kostenwachstum resultiert aus der zunehmenden Inanspruchnahme von primären und sekundären Pflegeleistungen. So stehen den klassischen Pflegeprodukten (Pflege nach SGB XI) auch neue Angebote zur Seite, z.B. neue Wohnformen, die zunehmende Unterstützung pflegender Angehöriger und generelle Angebote zur Erhaltung der Selbstständigkeit sowie den Verbleib in der Häuslichkeit. Die zukünftig überproportional ansteigenden Zusatzbelastungen müssen vornehmlich von den Beitragszahlern der sozialen Sicherungssysteme (GKV) bzw. den älteren Bevölkerungsgruppen selbst getragen werden. Wie sich der Anteil an Pflegebedürftigen darstellt, zeigt sich in der folgenden Abbildung (s. Abb. 1).[14] Es ist zu erwarten, dass sich der Anteil zukünftig weiter erhöht.

---

12 Vgl. Winter von 2003, S. 7

13 Vgl. Klever-Deichert et al. 2006, S. 81f

14 Prognosen zur zukünftigen Zahl der Pflegebedürftigen sind mit vielen Unsicherheiten verbunden und die Spanne die sich in den unterschiedlichen Prognosen findet ist recht breit. Im Dritten Altenbericht der Bundesregierung (2001, S. 88) und im Endbericht der Enquete-Kommission „Demographischer Wandel" (2002) finden sich jeweils tabellarische Übersichten zu unterschiedlichen Prognosen. In der Regel werden die altersspezifischen Pflegeprävalenzraten als konstant gesetzt – also die Anteile der zu einem bestimmten Zeitabschnitt Pflegebedürftigen im Vergleich zur gesamten Bevölkerung des gleichen Alters verändert sich in den Prognosen nicht. Die Raten oder Anteile werden dann an die prognostizierte Bevölkerungsstruktur angelegt. Vgl. Adolph 2003, S.4

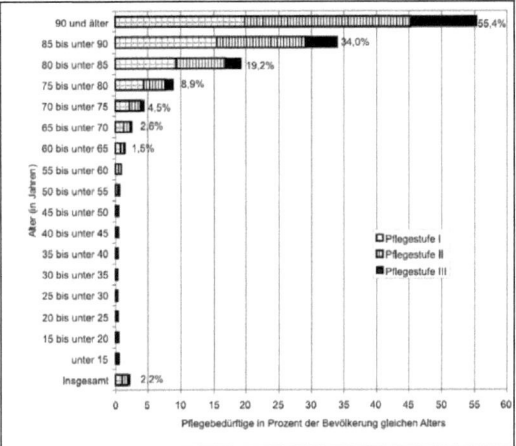

Abb.2: Altersspezifische Prävalenz der Pflegebedürftigkeit nach SGB XI am 31.12.1998 nach Pflegestufe (Ohne Härtefälle und Personen mit noch offener Pflegestufenzuordnung; Prävalenz im Alter von 65 bis 79 Jahren: 4,9 %, ab 80 Jahren: 30,7 %.)[15]

2.2 Fokussierung von Demenz

Fast die Hälfte der Pflegebedürftigen in Privathaushalten hat eine Demenz, wobei mit zunehmender Pflegestufe der Anteil stark ansteigt. Gleichzeitig ist die Demenz der mit Abstand wichtigste Grund für eine Heimaufnahme, und der Anteil demenzkranker Heimbewohner hat in den letzten Jahrzehnten kontinuierlich zugenommen. Derzeit sind über 60% der Heimbewohner von dieser Krankheit betroffen. Man kann davon ausgehen, dass in Deutschland etwa 400.000 demenziell erkrankte Menschen in Alten- und Pflegeheimen versorgt werden.[16] Die Demenz[17] gehört zu den häufigsten und folgenreichsten psychiatrischen Erkrankungen im höheren Alter. In Deutschland leiden derzeit ca. eine Million Menschen an einer Demenz (bezogen auf die 65-Jährigen und Älteren). Die Inzidenz (Anzahl der Neuerkrankungen) beträgt im Laufe eines Jahres fast 200.000. Mit zunehmendem Alter steigt die Prävalenz (Häufigkeit demenzieller Erkrankungen) sehr stark an, von weniger als 2% bei den 65- bis 69-Jährigen auf über 30% bei den 90-Jährigen und Älteren. Bereits in den leichten bzw. frühen Erkrankungsstadien weisen die Betroffenen Einschränkungen in der selbstständigen Lebensführung auf. Der fortgeschrittene

---

15 Dritter Altenbericht der Bundesregierung

16 Vgl. Bickel 2005, S. 1 - 15

17 Entsprechend der Definition nach der Internationalen Klassifikation der Krankheiten ist Demenz ein Syndrom als Folge einer meist chronischen oder fortschreitenden Krankheit des Gehirns mit Störung vieler höherer kortikaler Funktionen, einschließlich Gedächtnis, Denken, Orientierung, Lernfähigkeit, Sprache und Urteilsvermögen. Diese kognitiven Beeinträchtigungen werden gewöhnlich von Veränderungen der emotionalen Kontrolle, des Sozialverhaltens oder der Motivation begleitet, gelegentlich treten diese auch eher auf. Vgl. Dilling et al. 1993

Krankheitsverlauf (mittelschweres oder schweres Demenzstadium) ist durch komplexe Funktionseinbußen gekennzeichnet, was eine umfassende Pflegebedürftigkeit und einen Beaufsichtigungsbedarf rund um die Uhr auslöst. Eine Heilung der Alzheimer-Demenz ist gegenwärtig nicht möglich. In den nächsten Jahrzehnten ist aufgrund der Zunahme älterer und hochbetagter Menschen mit einem beträchtlichen Anstieg der Zahl Demenzkranker zu rechnen, wobei ein hoher Anteil dauernder Aufsicht oder Pflege bedarf. Bleibt ein Durchbruch in der Prävention und Therapie dieser Erkrankung aus, so wird die Anzahl demenziell Erkrankter in Deutschland bis zum Jahr 2020 auf über 1,4 Millionen, bis zum Jahre 2050 auf ca. 2,3 Millionen Demenzkranke ansteigen. Hausärzte (Allgemeinärzte und Internisten) und Pflegeexperten spielen in der Versorgung von Demenzkranken eine Schlüsselrolle. Demenzkranke leiden oft gleichzeitig an mehreren Krankheiten (Multimorbidität) und haben in der häuslichen Versorgung einen hohen Bedarf an Hausbesuchen.[18]

2.3   Verschiebung des Pflegebedarfs in den extramuralen Bereich

Die Entwicklung im Krankenhaussektor - seit der Einführung der DRG-Vergütung (2003) - wirkt sich maßgeblich auf den posthospitalen Pflegebereich aus. Krankenhäuser reduzieren ihre Bettenkapazitäten, um ihre Wirtschaftlichkeit nach oben zu korrigieren. Patienten mit einem zeitlich begrenzten bzw. nachhaltigen Pflegebedarf werden zunehmend schneller an nachsorgende Leistungserbringer abgegeben. Die Rekonvaleszenzphase (Genesung) wird sich vermehrt nach Hause, d.h. in eine häusliche Betreuung und Pflege von Personen nach operativen Eingriffen verlagern. Dies bedeutet für die Pflegenden, dass sie abwechselnd in beiden Bereichen - stationär wie auch ambulant - arbeiten. Pflegeheime werden kurz- und mittelfristig fast nur noch Bewohner aufnehmen, deren Verbleib in der häuslichen Umgebung gefährdet ist. Gründe können darin liegen, dass die häusliche Betreuung zu aufwändig, zu teuer oder aus anderen Aspekten nicht möglich ist (keine oder fehlende Bereitschaft der Angehörigen zur Übernahme der Pflegeaufgaben). Dies betrifft vor allem chronisch schwer kranke und demenziell erkrankte alte Menschen.[19] Zugleich werden Pflegeheime für eine so genannte „subakute" Versorgung zuständig sein und deshalb partiell Krankenhäuser in der Grundversorgung ersetzen. Das betrifft vor allem die Bereiche Infusionstherapie, künstliche Ernährung, Frührehabilitation und postoperative Wundversorgung.[20]

---

18 Fratiglioni et al. 2000, S. 10 – 15; Vgl. Bickel 2005, S. 1 - 15

19 Vgl. Neubauer 2002, S.165-170

20 Vgl. Brandenburg 2002, S.135f

2.4 Wandel der sozialen Strukturen

Der Anstieg des Anteils älterer und pflegebedürftiger Menschen ist eingebunden in gesellschaftliche Veränderungen. Die traditionell gewachsenen Familienstrukturen unterliegen seit Jahren einem Wandel. In Deutschland lag der Schwerpunkt der Versorgung pflegebedürftiger älterer Menschen im Rahmen der Familie, insbesondere bei den Ehefrauen, Töchtern und Schwiegertöchtern. Familienforscher, Epidemiologen und Gerontologen diskutieren seit einiger Zeit Faktoren, die eine Schwächung dieses familiären Unterstützungspotenzials erwarten lassen. Hierzu zählen vor allem eine stärkere Erwerbsbeteiligung der Frauen, rückläufige Geburtenzahlen (hieraus resultiert eine ungünstigere Eltern-Kinder-Relation), Anstieg der Scheidungsraten sowie eine geringere Bereitschaft der Kinder, familiäre Pflege zu leisten.[21] Zusammengefasst ergeben sich aus diesen Veränderungen folgende Trends:[22]

- Die Grenzen der Familienpflege werden deutlicher und erkennbarer; insbesondere bei schwerer Pflegebedürftigkeit wird auf professionelle Hilfe zurückgegriffen werden müssen;
- neue Formen der Zusammenarbeit mit Angehörigen und Ehrenamtlichen - vor allem im ambulanten Bereich - werden notwendig, bei denen die Pflege zunehmend die Aufgaben der Moderation, Beratung und Information übernehmen wird (Stichwort: Pflege-Mix[23]);
- Altenpflegearbeit wird damit zu einem wichtigen Bestandteil innerhalb eines umfassenden Versorgungsangebotes und gerät damit stärker als in der Vergangenheit in die Rolle des Koordinators von Hilfebedarf.

2.5 Nachfragesteigerung von Pflege (-produkten und -leistungen)

Neben der steigenden Alterungsrate, als Prädiktor für Pflegebedürftigkeit nach dem SGB XI zeichnet sich eine weitere Veränderung im Pflegesektor ab. Die Pflegebedürftigen wollen trotz kognitiver und körperlicher Defizite ein weitestgehend selbstbestimmtes und selbstständiges Leben führen. Nicht alle individuellen Bedarfe werden über die Pflegeversicherung getragen.[24] Die ältere Generation sucht nach Kompensationsleistungen auf dem Markt. Dienstleistungen

---

21 Vgl. Schlussbericht der Enquête-Kommission „Demographischer Wandel" 2002, S. 38-40 und Vgl. Henke et al. 2006, S. 30

22 Vgl. Brandenburg 2002, S. 134f

23 Pflegemix bzw. Mix an Pflegearrangements bezieht sich auf die Strukturierung der Pflege hinsichtlich der zu erwartenden Veränderungen. Künftig wird, nicht zuletzt bedingt durch demografische und gesellschaftliche Wandlungsprozesse, die Notwendigkeit steigen, Pflege als gesamtgesellschaftliches Thema zu begreifen. Die Vision die Pflege eines Menschen durch Angehörige, beruflich Pflegende und Freiwillige in einem „Mix" so zu gestalten, dass sie personell, finanziell und vor allem menschlich leistbar bleibt stellt die Zielgröße dar. Vgl. Hasseler & Görres 2005, S. 39

24 Vgl. Hasseler & Görres 2005, S.37

werden gezielter nachgefragt d.h., es wird zunehmend das Leistungsangebot aus den sozialen Sicherungssystemen mit individuell zusammengestellten Leistungen auf dem Selbstzahlermarkt zu einem komplementären Versorgungspaket zusammengestellt. Hierunter fallen Angebote des Gesundheitstourismus, der Haushaltshilfe, der Mobilität, individueller Wohnformen (z.B. „Alten WG"), Präventionsleistungen und andere.[25] Von Seiten der pflegenden Angehörigen werden Urlaubsvertretungen, unterstützende Pflege- und Pflegeprodukte sowie Schulungsangebote zur Pflege vermehrt eine Rolle spielen. Die Anbieter von Pflegedienstleistungen und die pflegerelevante Industrie beginnen diesen potenziellen Markt zu erschließen bzw. die Angebote bedarfsgerecht zu organisieren.[26]

3. Neue Qualifikationsfelder: Verzahnung von Fachexpertise und Management

3.1 Kooperation und Koordination

Die ambulante und stationäre Pflege sowie auch andere Versorger treffen auf einen veränderten Pflegebedarf. So führt die Zunahme an altersassoziierten chronisch-degenerativen Krankheits- und Pflegegeschehen zu einer vermehrten Bedürfnislage, der durch die gegenwärtigen Strukturen jedoch zukünftig nicht ausreichend begegnet werden kann. Pflegekräftemangel und Qualifizierungsdefizite bezogen auf die sich veränderte Versorgungslage werden immer wieder als Szenarien beschrieben.[27] Damit sich auf die neue bzw. veränderte Situation des Pflegebedarfs unter dem Aspekt der ganzheitlichen Versorgung eingestellt und alle relevanten Maßnahmen initiiert werden kann, bedarf es einem neuen Pflegedenken. Die Planung, Organisation, Steuerung und Kontrolle der Pflegeinterventionen stehen hierbei im Mittelpunkt. Der Pflegeprozess beginnt schon vor der Entlassung des Patienten aus dem Krankenhaus – bei prähospitaler Pflegebedürftigkeit schon davor – unter Einbeziehung aller möglichen Ressourcen z.B. Familie, Angehörige, Arbeitgeber, Sozialversicherungsträger, Hausarzt, Apotheke, Krankenhaus, Rehabilition, Prävention, etc. Es verlagern sich wegen der verkürzten Liegezeit im Krankenhaus neben den administrativen Aufgaben neue Tätigkeitsfelder, z.B. medizinische Versorgung, Beratung, Patientenschulung, Informationssammlung und Dokumentation in den nachsorgenden ambulanten oder stationären Pflegebereich.[28] Dies bedeutet für die Pflegenden, dass sie im ambulanten und stationären Pflegebereich zunehmend mit neuer sowie spezialisierter Pflege und einem anderen Verständnis ihrer Rollendefinition konfrontiert sein werden. Die Schnittstellenproblematik zwischen den Einrichtungen und Sektoren sowie die Verschiebung

---

25 Vgl. Hasseler & Görres 2005, S. 63ff u. 114ff und Grönemeyer 2005, S. 37ff

26 Vgl. Schräder & Loos 2006, S. 189 und Evans & Hilbert 2006, S.193f

27 Vgl. Hasseler & Görres 2005, S. 41

28 In Zukunft sollte die Pflege eigenständig erstens den pflegerischen Bedarf einschätzen, zweitens Verantwortung für die Durchführung der Pflege tragen, und drittens die Überprüfung der Resultate der pflegerischen Versorgung übernehmen. Vgl. Gutachten des SVRKAIG 2007, S.23

von Tätigkeitsfeldern und Verantwortlichkeitsbereichen fordert neben strukturellen Veränderungen vor allem mehr berufliche Autonomie, mehr Selbstständigkeit und Eigenverantwortung sowie ein neues Verständnis des pflegerischen professionellen Denkens.[29] Daraus ergibt sich ein erheblicher Bedarf an neuen Qualifizierungsinhalten für die neue Generation von Pflegeexperten. Denn zukünftig gilt es das Versorgungssystem durch mehr Kooperation und Koordination zwischen den Sektoren, Einrichtungen und diversen Berufsgruppen neu mit zu gestalten (s. Abb. 3).[30]

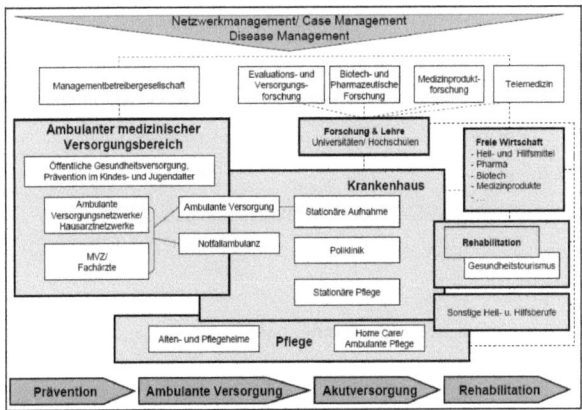

Abb. 3: Kooperation und Koordination des Versorgungssystems (Eigene Darstellung)

3.2 Organisations- und Personalentwicklung

Der derzeit stattfindende Strukturwandel in der Gesundheitswirtschaft führt zu veränderten Rahmenbedingungen für Leistungen und Leistungsprozesse. Für die Leistungserbringer birgt diese Entwicklung gleichermaßen Chancen wie Risiken.[31] Damit die Unternehmen ihre Chancen zu Neuorientierung und Wachstum nutzen können brauchen sie motivierte und qualifizierte Mitarbeiter. Nur durch die zielgerichtete Überbrückung der vielfältigen Schnittstellen und einer prozessorientierten Patientensteuerung wird es möglich sein, komplexe Krankheitsbiografien nachhaltig und wirtschaftlich zu versorgen.[32] Medizinische, technische und betriebswirtschaftliche Arbeits- und Versorgungsprozesse verschmelzen erst dann zu einem sektorenübergreifenden Behandlungskontinuum, wenn sie innerhalb von Versorgungs-

---

29 Vgl. Gutachten des SVRKAIG 2007, S.22ff und Evans & Hilbert 2006, S.197-205

30 Die zukünftige Gesundheitsversorgung bedarf mehr Kooperation zwischen den Leistungsakteuren, welche durch innovative Versorgungsformen wie die Integrierte Versorgung (IV nach § 140 a-h SGB V) realisiert werden kann. Vgl. Mühlbacher 2002, S. 63f

31 Ausführlich in Henke et al. 2006

32 Vgl. Wendt 2001, S. 41f

netzwerken durch kompetente Mitarbeiter koordiniert werden. Zukünftig wird die Verzahnung von Organisations- und Personalentwicklung zum kritischen Erfolgsfaktor. Bis heute fehlt es bei der Umsetzung jedoch an konkreten Handlungsmustern und Rollendefinitionen für diese Aufgaben.[33] Die zukünftige Personalentwicklung bzw. Ausbildung und Qualifizierung im pflegerrelevanten Versorgungssektor sollte nicht nur auf eine solide Grundlagenausbildung der Pflege (nach KrPflG) zurückgreifen, es gilt einen neuen Weg zu beschreiten, der Antworten auf folgende Fragen geben kann:

- Wie ist die Gesundheitswirtschaft strukturiert, finanziert und organisiert?
- Wie wird sich das Gesundheitssystem in naher Zukunft verändern?
- Welche Möglichkeiten bieten neue Rahmenbedingungen wie die Integrierte Versorgung?
- Welche Strategien gibt es, um zukünftig in diesem sich verändernden System wettbewerbsfähig zu bleiben?
- Wie können unternehmerische Potenziale der Gesundheitswirtschaft gefördert und genutzt werden?

3.3 Rollendefinitionen für innovative Versorgungsangebote

Im Rahmen innovativer Versorgungskonzepte (z.B. IV) können drei maßgebliche Kompetenzen identifiziert werden: Netzwerkmanagement, Disease- und Case Management. Diese Managementaufgaben adressieren die Organisation, Planung, Steuerung und Kontrolle des Netzwerkes, der Behandlungsprozesse und der Patientenversorgung.[34] Grundlage dieser Managementaufgaben ist ein allgemeines Verständnis für Gesundheit und Krankheit. Dieses Wissen wird durch die Ausbildung zur Gesundheits- und Krankenschwester/Gesundheits- und Krankenpfleger gewährleistet. Diese ermöglicht ein Verständnis bio-medizinischer Grundlagen und die Vermittlung aus theorie- und praxisgekoppelten professionellen pflegerischen Fähig- und Fertigkeiten. Um den zukünftigen Herausforderungen der Versorgungslandschaft gerecht zu werden, braucht es neben der pflegerischen Expertise vor allem Systemwissen. Die Schwerpunkte liegen hier bei gesundheitspolitischen- wie ökonomischen Fragestellungen und Managementtätigkeiten für die Steuerung sowie Organisation der Versorgung. Um die gesundheitssystemischen Zusammenhänge verstehen zu können bedarf es zukünftig auch betriebswirtschaftlicher bzw. kaufmännischer Grundlagen. Erst die Kopplung dieser Fach-,

---

33 Vgl. Offermanns 2006, S. 36 u. 39-46

Hierzu wurde vom Land Brandenburg ein Projekt initiiert, welches sich mit der Frage der Kompetenzentwicklung von Mitarbeitern im Gesundheitswesen beschäftigt. Vgl. Innopunkt-Kampagne 17 des MASGF Brandenburg

34 Vgl. Amelung & Schumacher 2004, S. 8

Sach- und Methodenkompetenzen ermöglichen Gestaltungs- und Entscheidungsspielräume für Pflegeexperten in einem innovativen Versorgungssystem.

(1) **Netzwerkmanagement:** Ein Netzwerk im Rahmen der IV besteht aus weiterhin rechtlich selbständigen Leistungsakteuren. Alle Aktivitäten müssen so aufeinander abgestimmt werden, dass die einzelnen Leistungsschritte zu einem Komplementärprodukt verschmelzen.[35] Beim Netzwerkmanagement stehen nicht die medizinisch-pflegerischen Leistungen im Vordergrund, viel mehr werden administrative und organisatorische Aufgaben übernommen – konkret: das Netzwerkmanagement unterstützt die Primärprozesse. Netzwerke fokussieren in ihrem Wirken die horizontale Kooperation, um die Patientenversorgung zu verbessern und kosteneffizienter zu gestalten.[36] Hierzu bedarf es von den Netzwerkbetreibern grundlegender betriebswirtschaftlicher Kenntnisse und besonderer Schlüsselqualifikationen, um im Sinne des Prozess- und Change Managements die Voraussetzungen für innovative Dienstleistungen (Disease- und Case Management) zu schaffen.[37]

(2) **Management einer sektorenübergreifenden Versorgung (Disease Management):** Patienten mit chronischen Erkrankungen sollen durch eine koordinierte Zusammenarbeit fortlaufende Betreuung und Behandlung mit abgestimmten Therapieschritten erfahren. Folgeerkrankungen und Komplikationen sollen möglichst ausgeschlossen und damit langfristig die Kosten gesenkt werden.[38] Um die Versorgungsprozesse organisieren und steuern zu können, sind grundlegende Kenntnisse und Fähigkeiten im Rahmen der Äthiologie und Epidemiologie von Krankheiten und Pflegebedarf sowie eine ausgewiesene Managementkompetenz (Projekt-, Prozess- und Qualitätsmanagement) notwendig.

(3) **Die Unterstützung im Einzelfall (Case Management):** Ein Case Manager steuert prinzipiell zwei Dinge. Zum einen den Patienten (Fallmanagement), zum anderen das gesamte System (Systemmanagement). Hierbei umfasst das Fallmanagement den gesamten Prozess der Patientensteuerung, wohingegen das Systemmanagement auf die oben beschriebene Netzwerkarbeit abzielt.[39] Zur Umsetzung dieser Aufgabenstellung

---

35 Vgl. Amelung & Schumacher 2004, S. 41 und Mühlbacher 2002, S. 147

36 Vgl. Rüschmann et al. 2000, S. 11

37 Vgl. Wohlfart 1996, 57f

38 Vgl. Szathmary 1999, S. 166 u. 393

39 Vgl. Szathmary 1999, S. 166f und Wendt 2005, S. 14f

benötigt der Case Manager Schlüsselqualifikationen, die er aus verschiedenen Handlungskompetenzen generiert. Drei Kernfunktionen können durch den Case Manager bereitgestellt werden: Advocacy (anwaltschaftliche Funktion), Broker (vermittelnde Funktion) und die Gate-Keeper-Funktion (steuernde Funktion).[40]

4. Kompetenzbildung und Qualifizierung: Warum eine duale Ausbildung?

4.1 Pflegeausbildung im internationalen Vergleich

Die Pflegeausbildungen unterscheiden sich im internationalen Vergleich durch die Zugangsvoraussetzungen, dem Ausbildungsniveau und der Ausbildungsdauer, den Inhalten und dem Qualifikationsabschluss. Mit Ausnahme von Deutschland, Luxemburg und Österreich fordern alle Länder als Zugangsvoraussetzung für die Pflegeausbildung eine Fachhochschulreife oder Abitur. In diesen Ländern sind die Pflegeausbildungen an Fachhochschulen, Universitäten oder Colleges angesiedelt. In England und den USA wird die Pflegeausbildung als akademische Erstausbildung angeboten. In der Mehrheit der Länder ist die Pflegeausbildung generalistisch zu absolvieren, spezielle Berufsbildausrichtungen, wie z.B. die pädiatrische oder psychiatrische Pflege, sind durch Differenzierung in der Ausbildung möglich oder können im Anschluss an die Erstausbildung als Zusatzqualifikation erworben werden. Eine eigenständige Ausbildung in der Altenpflege existiert nur in Deutschland. Die Dauer der Pflegeerstausbildungen variiert zwischen 3 und 4 Jahren. Die Mehrheit der Qualifikationsabschlüsse in den Ländern führen zum Bachelor of Nursing, Berufsdiplom oder wie in Deutschland, Frankreich, Luxemburg und Österreich zum Examen in der Gesundheits- und Krankenpflege.[41] Der entscheidende Unterschied der Pflegeausbildung (Gesundheits- und Krankenpflege) zwischen Deutschland und vielen anderen Ländern ist durch seine Nicht-Akademisierung gegeben.[42] Das Studium der Pflege in Deutschland ist rein theorie- und wissenschaftsgeprägt. Duale Studiengänge setzen hier in Deutschland an europäischen Vorbildern an und verknüpfen die Grundlagenausbildung der Pflege im wissenschaftlichen Kontext. Seit einigen Jahren ist es auch in Deutschland möglich, den Akademischen Abschluss des Bachelor of Nursing mit dem Examen der Gesundheits- und Krankenpflege gekoppelt in einer ca. vierjährigen dualen Ausbildung zu erlangen.

4.2 Hintergründe zur dualen Ausbildung

Die Forderung nach einer Neuorientierung der pflegerischen Berufsausbildung hält sich in Deutschland seit vielen Jahren. Neben fachlichen Begründungen diskutieren die Experten,

---

40 Vgl. Ewers 2005, S. 63-72

41 Ausführlich in Kollak & Pillen 1998

42 Vgl. Robert Bosch Stiftung 2000, S. 56-60

Politiker und Verbände über die Notwendigkeit sich an den gesellschaftlichen Entwicklungen zu orientieren.[43] Den Anstoß dieser Reformdebatte geben der gesellschaftliche Wandel, der demografische Wandel, der Strukturwandel im Gesundheitssystem und die Europäisierung des Ausbildungs- und Arbeitsmarkts.[44]

Der gesellschaftliche Wandel erfolgt von der Industriegesellschaft zu einer Dienstleistungs-, Informations- und Wissensgesellschaft. Insbesondere im Gesundheitswesen stehen die Dienstleistungen als vornehmliches Produkt und der zunehmende Bedarf an Informations- und Wissenstransfer im Vordergrund. Der demografische Wandel lässt wie beschrieben eine Bevölkerungsalterung und daraus gegebenenfalls folgend, Mehrbedarfe an pflegerischen Leistungen erwarten, bei gleichzeitigem Rückgang junger Bevölkerung, die in das Berufsleben eintritt. Damit wird die Frage akut, wie der Berufseintritt und Berufsverbleib in einen Pflegeberuf für junge Menschen zukünftig attraktiv gemacht werden kann. Der Strukturwandel im Gesundheitswesen weist auf einen wesentlichen Aspekt hin, die Ökonomisierung. Weiterhin kommt es im Gesundheitssystem zu einer Verschiebung von Leistungen aus dem stationären in den nichtstationären Sektor. Sektorale Grenzen müssen durchlässiger werden. Sektorenübergreifendes Verständnis und Zusammenarbeit werden zwingend erforderlich. Im Rahmen der Einführung von Disease Management, Case Management und pauschalierter Vergütung wird Prozessorientierung in den Vordergrund treten, dies erfordert qualifizierte interdisziplinäre Zusammenarbeit der Gesundheitsberufe über die bisherigen Berufs-, Macht-, Status- und Hierarchiegrenzen hinweg. Im Zuge der Europäisierung entsteht ein gemeinsamer Arbeitsmarkt. Hier muss im Kontext der Berufspolitik der Blick über die Grenzen des eigenen Landes hinaus gerichtet werden, europaweit anerkannte Berufsqualifikationen müssen möglich sein.[45]

4.3 Merkmale der dualen Ausbildung

Die dualen Studiengänge in Deutschland unterscheiden sich in ihrer Konzeptionierung. Vorab ist anzumerken das die Verbindung von Studium und Pflegeausbildung in Deutschland eher den Status eines Modellcharakters aufweist.[46] Die Zulassungsvoraussetzungen beinhalten die Fachhochschulreife, eine sonstige gesetzlich vorgesehene Studienberechtigung und eine verbindliche Ausbildungsplatzzusage mit einem Kooperationspartner[47] des Studienganges. Die

---

43 Vgl. Buckley-Viertel 2001, S. 17f

44 Siehe Kapitel 2 in dieser Bearbeitung

45 Vgl. Robert Bosch Stiftung 2000, S. 56-60

46 Lediglich drei Hochschulen bieten nach dem Internetportal „www.pflegestudium.de" diese Kombination an: Hochschule Neubrandenburg, Fachhochschule Fulda und Evangelische Fachhochschule Berlin.

47 Berechtigung zur Ausbildung von Pflege- und Gesundheitsberufen

Regelstudienzeit variiert zwischen 4 und 4 ½ Jahren. Nach erfolgreichem Abschluss sind die Absolventen berechtigt den akademischen Titel des Bachelor of Nursing bzw. Bachelor of Science zu tragen und erhalten nach dem § 1 des Krankenpflegegesetz die Erlaubnis zum Führen der Berufsbezeichnungen „Gesundheits- und Krankenpflegerin" oder „Gesundheits- und Krankenpfleger". Die Abschlüsse sind international anerkannt und berechtigen zur Arbeitsaufnahme im Ausland. Der Doppelstatus als Studierende der Hochschule bzw. Fachhochschule und als Auszubildende ist für die Gesamtdauer des Studiums / der Ausbildung gewährleistet. Die Teilnehmer erhalten ein Ausbildungsentgelt, das der dreijährigen Ausbildung in der Gesundheits- und Krankenpflege entspricht und haben als Studierende nach den entsprechenden gesetzlichen Maßgaben das Recht Bafög zu beantragen. Die zentralen Inhalte gliedern sich in den theoretisch-wissenschaftlichen und praktischen Teil:

Module des „Studierenden- Status"
(Auswahl der zentralen Inhalte[48]):

- Professionalisierung der Pflege
- Pflegequalität
- Theorien und Modelle der Pflege
- Pflegepädagogik
- Pflegeberatung
- Systeme und Instrumente der Pflege
- Grundlagen der empirischen Sozialforschung
- Management
- Grundlagen der Wirtschaftswissenschaften
- Gesundheitspsychologie und Gesundheitsförderung
- Grundlagen von Public Health
- Gesundheitssoziologie
- Recht
- Das Praktisches Studiensemester ist teilweise in die praktische Ausbildung integriert

Inhalte des „Auszubildenden- Status"
(Die Ausbildung für die Pflege soll insbesondere dazu befähigen, entsprechend dem Krankenpflegegesetz § 1):

1. Die folgenden Aufgaben eigenverantwortlich auszuführen:
- Erhebung und Feststellung des Pflegebedarfs
- Planung, Organisation, Durchführung und Dokumentation der Pflege,
- Evaluation der Pflege, Sicherung und Entwicklung der Qualität der Pflege,
- Beratung, Anleitung und Unterstützung von zu pflegenden Menschen und ihrer Bezugspersonen in der individuellen Auseinandersetzung mit Gesundheit und Krankheit,
- Einleitung lebenserhaltender Sofortmaßnahmen bis zum Eintreffen der Ärztin oder des Arztes.

2. Die folgenden Aufgaben im Rahmen der Mitwirkung auszuführen:
- eigenständige Durchführung ärztlich veranlasster Maßnahmen,
- Maßnahmen der medizinischen Diagnostik, Therapie oder Rehabilitation,
- Maßnahmen in Krisen- und Katastrophensituationen.

3. Interdisziplinär mit anderen Berufsgruppen zusammenzuarbeiten und dabei multidisziplinäre und berufsübergreifende Lösungen von Gesundheitsproblemen zu entwickeln.

---

48 Inhalte der Hochschule Neubrandenburg

16

4.4   Potenziale der dualen Ausbildung

Zukünftig werden neben fachlichen und berufsfeldbezogenen Qualifikationen sogenannte „Soft-Skills" (Schlüsselkompetenzen) erwartet. Insbesondere die angesprochene Kooperation im Versorgungssystem braucht Mitarbeiter, die multidisziplinär denken und handeln d.h., kommunikative und kooperative Fähigkeiten aufweisen. Flexibilität in ihrem Anwendungsfeld, IT-Kenntnisse und Reflexionsfähigkeit des eigenen Handelns zählen zu diesem Know-how-Komplex. Insbesondere unter der Wettbewerbszunahme zwischen den Leistungsakteuren rücken die Kunden- und Dienstleistungsorientierung immer mehr in den Mittelpunkt. Hierzu braucht es ein neues Rollendenken, welches durch adäquate Inhaltsangebote der angesprochenen Themenbereiche gefestigt werden muss. Patientenorientierung und Qualitätsmanagement erhalten durch den erweiterten Blickwinkel z.B. der Ökonomie, des Marketings und Change Managements eine ganz neue Bedeutung.[49] Eine duale Ausbildung, d.h. eine Verknüpfung von vertiefender Betriebswirtschaft und konstitutiver Praxisausbildung lassen auf Synergiepotenziale hoffen. Die traditionellen Ausbildungsformen zeigen Ansätze, diese Inhalte miteinander zu verbinden, jedoch zu inkonsequent im Kompetenzenmix. Die Potenziale einer gekoppelten Ausbildung (Studium und Examen) in der Pflege sollen hier anhand bestehender Qualifizierungsprobleme verifiziert werden.

(1) Grundlegende 3 Jährige Pflegeausbildung (Examen der Gesundheits- und Krankenpflege, Kinderkrankenpflege, Altenpflege, etc.)

Nach dem erfolgreichen Examen gehen die Absolventen i.d.R. in den stationären oder ambulanten Arbeitsalltag über. Der erworbene Berufsabschluss ermöglicht nur einen begrenzten Rahmen weiterführender Qualifikationen. Lediglich Fort- und Weiterbildungsangebote die innerhalb des Berufsfelds Pflege ablaufen stellen eine Alternative dar. Diese sind mit einem hohen persönlichen Engagement und Einsatz (Zeit und Geld) verbunden, der sich jedoch kaum durch adäquate Positionen und Vergütung rechtfertigt.[50]

(2) Trennung der Pflegeausbildung in Sektoren

Die Diskussion der Ausbildungsreform wird stark von den Akteuren des Gesundheitswesens getragen, die sich mit dem Wandel des Gesundheitssystems auseinandersetzen. Die aktuelle Situation der Ausbildung spiegelt die sektorale Trennung des Versorgungssystems wieder. Sie wird somit dem neuen Denken nach Kooperation

---

49 Vgl. Kälble 2006, S. 216f

50 Vgl. Robert Bosch Stiftung 2000, S. 16

und Integration nicht mehr gerecht. Beispiele bestehender Pflegeausbildungen sind Gesundheits- und Krankenpflege, Kinderkrankenpflege, Altenpflege, Technische Operations-Assistenten, Anästhesie-Assistenten, etc.

(3) Der Auszubildende als Arbeitskraft

Die Sonderstellung der Pflegeausbildung als nicht schulische und nicht duale Berufsausbildung verhindert, dass die dort geltenden Regelungen hinreichend greifen. Die Finanzierung der Ausbildungskosten aus den Versicherungsbeiträgen der Solidargemeinschaft führt zur anteiligen Anrechnung der Auszubildenden auf die Stellenpläne der Einrichtungen. Das wiederum hat zur Folge, dass innerhalb der Praxisausbildung in der Regel das Verwertungsinteresse vor dem Ausbildungsinteresse steht.[51]

(4) Das Studium der Pflege (Bachelor/ Master)

Das Diplom-Studium der Pflegewissenschaften/-management stellte viele Jahre die wesentliche berufliche Perspektive der praktischen Krankenpflege dar, um sich als akademisierter Pflegeexperte zu profilieren. Im Zuge der Umstellung auf Bachelor- und Master-Abschlüsse wird dieser rein berufsaufbauende Charakter dieses Qualifizierungsschrittes schrittweise abgebaut. Die Zugangsvoraussetzung wird nicht mehr nur durch eine Pflegeausbildung bestimmt, Abitur und Hochschulreife sind zunehmend ausreichende Parameter. Die rein theoretische- und wissenschaftliche Ausbildung - Verwissenschaftlichung der Pflege - wird ohne praktische Systemerfahrung in einem Studiengang der primär Pflegeinstitutionsbezogen ausbildet zum Risiko.[52] Die wenigsten Absolventen verfolgen eine rein wissenschaftliche Kariere, sie schließen teilweise sogar eine dreijährige Pflegeausbildung an ihre Bachelor-Ausbildung an, mit der Hoffnung auf Eintritt in den Pflegesektor.[53] Eine zweite Gefahr der rein akademischen Ausbildung stellt die mangelnde Nachfrage an akademisierten Pflegefachleuten dar. Das Pflegestudium zielt primär auf eine Führungs- bzw. Leitungsfunktion im stationären oder ambulanten Sektor ab. In Deutschland besteht jedoch für examinierte Gesundheits- und Krankenpfleger die Möglichkeit in einer berufsbegleitenden Weiterbildung die Berechtigung der Pflegedienstleitung zu erlangen.[54] Somit treten die Hochschulabsolventen in einem hohen Maße in Konkurrenz zu systemeigenen qualifizierten Pflegefachleuten.

---

51 Vgl. Robert Bosch Stiftung 2000, S. 15
52 Vgl. Bollinger et al. 2006, S. 77
53 Vgl. Bollinger et al. 2006, S. 83
54 Vgl. Buckley-Viertel 2001, 43-46

5. Die berufliche Perspektive: Konkrete Einsatzfelder der Absolventen

5.1 Das Pflegeexpertentum in der US-Pflege

Die Darstellung von Tätigkeitsfeldern akademisierter US-amerikanischer Pflegeexperten soll eine Sicht auf mögliche Veränderungen der zukünftigen Situation in Deutschland geben. Die Tätigkeitsbeschreibungen lassen Zusammenhänge zum deutschen Pflegetum zu. So gibt es auch hier differenzierte Tätigkeitsfelder der Pflege, die jedoch nicht legitimiert sind, d.h. die Eigenständigkeit bzw. Eigenverantwortlichkeit der Berufsausübung wie sie in den USA besteht, existiert so in Deutschland noch nicht. Die folgenden Beschreibungen lassen Schlüsse auf die beruflichen Perspektiven für zukünftige Absolventen einer dualen Ausbildung erkennen.

(1) **Die Pflegeexpertin (Advanced Practice Nurses):** In den USA gibt es Pflegeexperten die in zwei Fachgebiete unterteilt werden. Die klinischen und die administrativen Pflegeexperten. Zu den klinischen Pflegeexperten gehören die Pflegeanästhesisten (Nurse Anesthetists), die Pflegehebammen (Nurse Midwives), und die Clinical Nurse Spezialist (CNS) oder Nurse Practitioner (NP) als Fachleute von Krankheit und Gesundheit von bestimmten Patientengruppen (z.B. Geriatrie, Kinder, Diabetes, etc.) im klinischen Bereich. Im ambulanten bzw. ländlichen Versorgungsbereich agieren die Gemeindeschwestern (Community Nurse). Die Nurse Practitioner (NP) wurde von Pflegekräften und Ärzten gemeinsam konzipiert. Sie soll den Mangel an Ärzten kompensieren. Zu ihren Tätigkeiten zählen Teilaufgaben der medizinischen Diagnostik und Therapie und sie hat begrenzte Verschreibungsprivilegien von Arzneimittel sowie Heil- und Hilfsmittel. Die Experten in den Organisationen und Management der Versorgungseinrichtungen als administrative Führungs- und Leitungskräfte (Nurse Administrators) bilden die zweite Ausrichtung von Pflegeexperten. Sie übernehmen die administrativen Tätigkeiten der Planung, Organisation, Steuerung und Kontrolle der Versorgungsprozesse in diversen Gesundheits- und Pflegeeinrichtungen.[55]

(2) **Die Pflegeberaterin (Nurse Consultant):** Die Pflegeberaterin verfügt über ein breites Repertoire von Schlüsselqualifikationen. Im Vordergrund stehen Kommunikationskompetenzen und ausgeprägte organisatorische und soziale Fähigkeiten. Interne bzw. institutionsgebundene Pflegeberaterinnen können je nach ihrer Expertise in unterschiedlichen Bereichen fungieren. Haben sie sich im klinischen Fachgebiet, d.h.

---

55 Vgl. Buckley-Viertel 2001, 43f

bezüglich patientenrelevanter Interventionen qualifiziert agieren sie im medizinisch-pflegerischen Beratungskontext. Die Spezialisierung auf Managementbereiche wie Personalführung und Entwicklung, auf Organisation und Change Management sowie dem Umgang mit Konfliktlösungen im Arbeitsalltag stellen einen weiteren Arbeitsbereich dar. Die externen Pflegeberater haben ein ähnliches Profil wie die interne Expertin. Sie sind i.d.R. freiberuflich tätig und werden von Einrichtungen bei Problemlagen angestellt. Insbesondere ihre Distanz zu den Unternehmen wird geschätzt, da ihnen hierdurch ein objektiverer Blick auf Problemlagen zugesprochen wird. Insbesondere primäre Versorgungseinrichtungen (Krankenhaus, Pflegeheim/ -station), Hochschulen zur Entwicklung von Curricula, die Industrie zur Produktberatung und Einrichtungen des behördlichen Gesundheitsdienstes fragen die Fähigkeiten externer Pflegeberaterinnen nach.[56]

5.2 Geschäfts- und Tätigkeitsfelder im Bereich der Gesundheitsversorgung

Die duale Ausbildung macht den Studierenden/Auszubildenden ein dreifaches Angebot für die spätere berufliche Orientierung (s. Abb. 4).

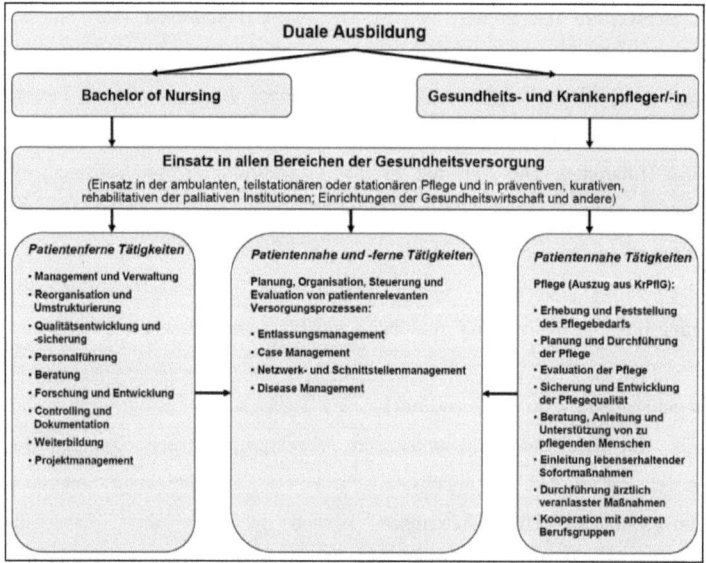

Abb. 4: Übersicht über mögliche Tätigkeitsfelder für Absolventen einer dualen Pflegeausbildung (Eigene Darstellung)

---

56 Vgl. Buckley-Viertel 2001, 46f

Patientennahe Tätigkeiten: Durch das Grundgerüst der Krankenpflegeausbildung steht dem Absolventen der Weg in die klassische Pflege offen. Hier besteht die Möglichkeit, aufgrund der akademisch begleiteten Ausbildung, die Fähig- und Fertigkeiten im Pflegealltag durch ein weiteres Bildungsengagement (z.b. Weiterbildung) fachspezifisch zu vertiefen.[57] In der aktuellen Diskussion der Entwicklung der Pflegeberufe wird auch immer der Ansatz diskutiert, dass die Pflege (mehr) ärztliche Tätigkeiten übernehmen kann, sollte oder sogar müsste. Oft wird die zukünftige medizinische Unterversorgung – insbesondere im ländlichen Raum – als Ausgangspunkt dieser Diskussion verwendet. Im Gegensatz zu anderen europäischen Ländern gibt es in Deutschland keine Rechtsvorschriften, in denen die pflegerischen Tätigkeiten konkret benannt und eindeutig abgegrenzt sind. Lediglich der § 4 des Krankenpflegegesetzes (KrPflG) beschreibt die Ausbildungsziele, doch es fehlt ein Tätigkeitskatalog, in den konkrete Aufgaben, insbesondere behandlungspflegerische Tätigkeiten festgehalten sind. Nur die Krankenpflegeausbildungs- und Prüfungsverordnung (KrPflAPrV) enthält für den Bereich der Injektionen, Infusionen und Blutentnahmen klare Vorschriften.[58] Grundsätzlich ist bei der Delegation ärztlicher Tätigkeiten an das Pflegefachpersonal zwischen dem „Können", dem „Dürfen" und dem „Müssen" zu unterscheiden. Wobei hier das Berufsrecht, dass „Können" und „Dürfen" von ärztlich delegierten Handlungen regelt und das „Müssen" durch das jeweilige Dienstrecht.[59] Mit Modellprojekten zur Gemeindeschwester wird oft die Hoffnung geschürt, dass der sogenannte Ärztemangel über die Pflege aufgefangen werden kann. Grundsätzlich muss jedoch betont werden, dass eine Pflegekraft den Arzt nicht ersetzen wird. Was aber realistisch und hoffnungsvoll stimmt, ist die zunehmende Bereitschaft engagierter Pflegekräfte und Ärzte eine größere Kooperation einzugehen.[60] Ärzte erkennen den zukünftigen Anstieg ihres Versorgungsradius auf dem Land. Sie müssen mobiler werden, was im ländlichen Raum zu einer immensen zeitlichen Verknappung führt. Hier setzen die Pflegekräfte an, die mit Hilfe von innovativen Produkten das Monitoring von Patienten unterstützen können. Hausbesuche bei älteren, pflegebedürftigen bzw. kranken Menschen durch die Schwester können den Arzt in der Anamnese bzw. Hilfeplanung unterstützen und Handlungen im Sinne eines präventiven Hausbesuches ermöglichen.

---

57 Im Sinne einer Nurse Practitioner, siehe Kapitel 5.1

58 in den Anlagen des KrPflAPrV, 1 und 2, jeweils Ziffer 8.7.3

59 Vgl. Roßbruch 2003, S. 96

60 Diese multidisziplinäre Kooperation beruht auf einem ambulanten multiprofessionellen Team, das die Versorgung einer älter werdenden, vermehrt an chronischen und multiplen Erkrankungen leidenden Bevölkerung zur Aufgabe hat und alle Berufsgruppen umfasst, die für die Versorgung im ländlichen Raum notwendig sind. Vgl. Gutachten des SVRKAIG 2007, S. 18

Patientenferne Tätigkeiten: Der akademische Titel ermöglicht eine zweite berufliche Option. Die dynamische Entwicklung der Umstrukturierung und Reorganisation in primären Gesundheitseinrichtungen (Krankenhaus, Reha-Klinik, Pflegeheim, etc.) fordert neue Steuerungsmodelle. Gegenwärtige und zukünftige Organisations- und Personalentwicklungen sind beispielsweise durch Prozesse des Lean Management, Outsourcing und umfangreichen Qualitätsentwicklungen gekennzeichnet.[61] Diese Veränderung müssen durch motivierte und qualifizierte Mitarbeiter getragen werden. Aufgrund der Erfahrungen aus der „Versorgungswirklichkeit" durch die praktische Ausbildung mit der Verschmelzung pflegetheoretischer, gesundheitsökonomischer und betriebswirtschaftlicher Kenntnisse, zeigt sich hie ein attraktives Berufsfeld. Neben den administrativen und managementorientierten Tätigkeitsfeldern in Einrichtungen der Gesundheitsversorgung können auch Akteure der Gesundheitswirtschaft, d.h. Industrie und Weiterbildungsträger sowie Stellen des öffentlichen Gesundheitsdienstes, Verbände oder Kostenträger der Kranken- und Pflegeversicherung ins berufliche Blickfeld genommen werden.

Patientennahe und -ferne Tätigkeiten: Neben der vertikalen Neuorientierung (Reorganisation und Umstrukturierung) in den Unternehmen läuft eine horizontale Entwicklung außerhalb der Unternehmen ab. Strukturelle Veränderungen in der Versorgungslandschaft prägen das gegenwärtige, vor allem aber zukünftige Bild des deutschen Gesundheitssystems. Neue Versorgungsformen (Integrierte Versorgung) und Paradigmenwechsel im System stellen neue Herausforderungen dar. Zwei Leitsätze haben den Strukturwandel eingeleitet: Rehabilitation vor Pflege und ambulante vor stationäre Versorgung[62]. Die Integrierte Versorgung gründet mit ihren Interventionen auch auf diesen beiden Grundsätzen. Von den Leistungsakteuren muss zukünftig mehr Kooperation abverlangt werden. Denn nur eine Versorgungsprozess-orientierte Koordination aller Leistungen gewährt ein Versorgungskontinuum, welches patientenorientiert, effizient und effektiv ist. Wesentliche Interventionen für mehr Kooperation und eine optimale Koordination zwischen den Akteuren sind das Case Management, Entlassungsmanagement, Netzwerk- und Schnittstellenmanagement sowie das Disease Management. Alle diese Instrumente[63] verfolgen das Ziel der optimalen Patientenversorgung. Optimal im Sinne aller relevanten Anspruchgruppen. Der Patient hofft auf eine individuelle und bedarfsorientierte

---

61 Im Sinne der Nurse Administrators siehe Kapitel 5.1

62 § 3 SGB XI Vorrang der häuslichen Pflege: Die Pflegeversicherung soll mit ihren Leistungen vorrangig die häusliche Pflege und die Pflegebereitschaft der Angehörigen und Nachbarn unterstützen, damit die Pflegebedürftigen möglichst lange in ihrer häuslichen Umgebung bleiben können.

Leistungen der teilstationären Pflege und der Kurzzeitpflege gehen den Leistungen der vollstationären Pflege vor.

63 näheres in Kapitel 6

Versorgung die einem hohen Qualitätsstandard entspricht. Die medizinisch-pflegerischen Akteure zielen auf eine optimale Behandlung des Patienten ab, d.h. alles Notwendige zu tun, um Krankheiten zu heilen, Schmerzen zu lindern und gleichzeitig die Lebensqualität zu erhalten bzw. zu erhöhen. Die Kostenträger wollen einen optimalen Einsatz der finanziellen und personellen Ressourcen im Rahmen der Versorgung, d.h. Rationalisierungspotenziale sollen erschlossen und ausgeschöpft werden. Der Gesetzgeber drängt zunehmend auf mehr Kooperation innerhalb der Versorgungsketten. Die Schnittstellen zwischen den bestehenden Sektoren gilt es zu überbrücken. Damit sich die sektoral getrennte Versorgungssituation zu einer integrativen und am Patienten ganzheitlich-orientierten Versorgung entwickelt.[64] Die Absolventen der dualen Ausbildungen können diesen Prozess unterstützen, da sie aufgrund ihrer theoretischen und praktischen Kenntnisse und Erfahrungen diese komplexen Zusammenhänge verstehen und über entsprechendes Methodenwissen verfügen.

5.3 Ausgewiesene Tätigkeitsfelder durch die Ausbildungsstätten

Es werden sich neue Aufgaben- und Tätigkeitsgebiete der Pflege entwickeln, die zunehmend Kompetenzen und Qualifikationen auf akademischem Niveau erfordern. Neben den durch das Krankenpflegegesetz legitimierten Tätigkeiten fallen neue Berufsfelder in den Fokus der Hochschulabsolventen.

Die Absolventen der Evangelischen Fachhochschule Berlin[65] werden qualifiziert und vorbereitet auf folgende berufliche Felder:

- präventive, kurative und rehabilitative Pflege in stationären und ambulanten Einrichtungen,
- Palliativpflege,
- Prävention in Einrichtungen des öffentlichen Gesundheitswesens,
- Beratung und Dokumentation,
- Qualitätsentwicklung und -sicherung,
- Koordination und Steuerung der Gesundheits- und Pflegeversorgung (Case/ Care Management, Clinical Pathways),
- Tätigkeiten in der angewandten Pflegeforschung wie Projektentwicklung, Projektdurchführung

Die Berufsfelder der Absolventen der Hochschule Fulda[66] sind mit folgenden Aufgaben verbunden:

---

64 Die Gesundheitsreform 2007 beschloss unter anderem, die Förderung der flächendeckenden Integrierten Versorgung und die Einbindung der Pflegeversicherung in die Integrierte Versorgung. www.die-gesundheitsreform.de

65 www.evfh-berlin.de

- Einsatz in der ambulanten, teilstationären oder stationären Pflege und in präventiven, kurativen, rehabilitativen oder palliativen Bereichen der Gesundheitsversorgung,
- in der Versorgung von gesunden und kranken Kindern und Erwachsenen und in der Unterstützung von schwangeren Frauen oder von Neugeborenen,
- in der Begleitung von verwirrten, psychisch kranken oder körperlich eingeschränkten Menschen,
- in der Konzeption, Planung, Finanzierung, Durchführung, Qualitätssicherung und Evaluation von pflegerelevanten Projekten,
- in der Beratung von Patienten oder deren Angehörigen, von Kollegen/innen oder Angehörigen anderer Gesundheitsberufe und von Pflegeeinrichtungen oder Pflegekassen,
- in der Weiterbildung, in der Redaktion von Verlagen, in Selbsthilfeeinrichtungen oder im öffentlichen Gesundheitsdienst.

6.   Die Integrierte Versorgung: Potenziale für Pflegefachkräfte

Die Integrierte Versorgung (IV) ist ein Netzwerk von Organisationen das Gesundheitsleistungen erbringt und zwar über die gesamte Spanne von Gesundheitsbedürfnissen hinweg. Das Netzwerk trägt sowohl die medizinische als auch die finanzielle Verantwortung für die Versorgung einer vorab definierten Bevölkerungsgruppe.[67] Die IV hat eine effiziente und qualitätsorientierte Gesundheitsversorgung zum Ziel. Sie verfolgt die konsequente Umsetzung der Prinzipien „ambulant vor stationär" und „Rehabilitation vor Pflege". Es besteht nun die Chance, die sektorale Trennung der Versorgungsbereiche (stationär und ambulant) aufzubrechen und somit die generelle Situation der Patientenversorgung zu verbessern.[68] Mit welchen Instrumenten bzw. Methoden die IV zu einer effizienteren und effektiveren Gesundheitsversorgung beitragen kann und welche Rolle die Pflegefachkräfte dabei einnehmen, wird im Folgenden erörtert.

6.1   Entlassungsmanager

Das klinische Entlassungsmanagement (EM) soll Versorgungsbrüche zwischen unterschiedlichen Versorgungsbereichen vermeiden. Somit stellt das EM ein klassisches Instrument für das Schnittstellenmanagement in der Gesundheitsversorgung dar.[69] Im Rahmen innovativer Versorgungsformen (Integrierte Versorgung) kommt dieser Methode eine besondere Bedeutung zu. Die Grundelemente des EM zielen auf die Entlassungsvorbereitung, die Organisation und Planung der Nachsorge sowie der Einleitung aller notwendigen Hilfe- und

---

66 www.fh-fulda.de

67 Vgl. Shortell et al, 1996 S. 7

68 Vgl. Fuchs 2004, 325

69 Vgl. Dash et al. 2000, S. 11ff

Unterstützungsmaßnahmen. Aufgrund der Nähe zum Patienten und deren Angehörigen geht der hierzu entwickelte Expertenstandard davon aus, dass Pflegekräfte eine entscheidende Rolle in der Koordination einnehmen.[70] Die direktbezogenen Tätigkeiten umfassen die Patienten-(Angehörigen) beratung, -schulung und –anleitung.[71] Diese Aufgaben werden unter dem Begriff der Patientenedukation[72] zusammengefasst.[73] Die indirekt patientenbezogenen Aufgaben umfassen die Koordination, Kooperation und Information zwischen den beteiligten Versorgungsgruppen, dem Krankenhaus und dem nachgelagerten Versorgungsbereich. Der organisatorische Ablauf des EM entspricht in seiner Struktur dem Pflegeprozess (s. Abb. 5). Der Prozess des EM läuft im Wesentlichen in sechs Prozessschritten ab. Die Pflegefachkraft/-experte führt mit allen Patienten/Angehörigen innerhalb von 24h nach Aufnahme eine erste kriteriengeleitete Einschätzung des erwartbaren poststationären Unterstützungsbedarfs durch. Danach erfolgt in Abstimmung mit den Patienten/Angehörigen sowie den beteiligten Berufsgruppen - unmittelbar nach dem differenzierten Assessment - eine individuelle Entlassungsplanung. Die Pflegefachkraft/-experte gewährleistet für den Patienten/Angehörigen eine bedarfsgerechte Beratung und Schulung. In Übereinstimmung mit dem Patienten/Angehörigen, allen Berufsgruppen und nachsorgenden Bereichen wird der konkrete Entlassungszeitpunkt und Unterstützungsbedarf geplant. Spätestens 24h vor Entlassung wird eine abschließende Überprüfung der Entlassungsplanung durchgeführt. Nach der Entlassung nimmt die Pflegefachkraft Kontakt mit dem Patienten/ Angehörigen oder der nachsorgenden Einrichtung auf, um die Umsetzung der Entlassungsplanung zu überprüfen.[74]

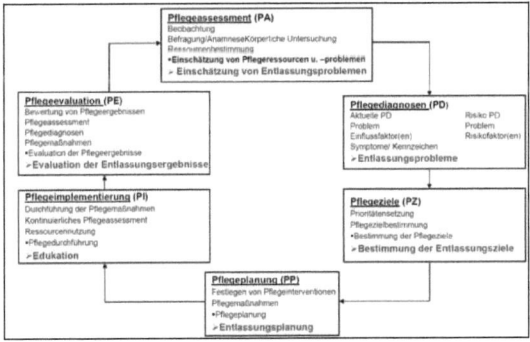

Abb. 5: Implementation des EM-Prozess in den Pflegeprozess (Eigene Darstellung in Anlehnung an Goetze & Georg 2005, o.S.)

---

70 Vgl. DNQP 2002, S. 9

71 Vgl. DNQP 2002, S. 33

72 Vgl. Abt-Zegelin 1999, S. 66

73 Patientenedukation wird in Kapitel 6.2 näher erläutert.

74 Vgl. DNQP 2002, S. 11-19

25

6.2   Patientenberater (Patientenedukation)

Unter Patientenedukation versteht man im Allgemeinen die Wissensvermittlung an Patienten. Die Informationen sollen den Patienten und seine Angehörigen darin unterstützen bzw. befähigen, eine konkrete Krankheitssituation zu bewältigen.[75] Der Patient kann durch die Kenntnis über Krankheitsursachen und Symptome den Verlauf seiner Krankheit positiv beeinflussen. Er kann bestimmte therapeutische Sachverhalte besser nachvollziehen und somit medizinisch-pflegerischen Interventionen folgen bzw. seine Lebensweise verändern. Neue Versorgungsformen wie die Integrierte Versorgung knüpfen an dieser patientenorientierten Versorgung an.[76] Es wird hier nicht nur der Patient in den Fokus des Versorgungsprozesses im Sinne einer ganzheitlichen Behandlung gestellt, der Patient und seine Angehörigen werden direkt in die medizinisch-pflegerischen Interventionen miteinbezogen.[77] Auch der Prozess der Patientenedukation durchläuft die Phasen analog zum Pflegeprozess, konkrete Tätigkeiten die durch den Pflegeexperten ausgeführt werden sind[78]:

- Das pflegerische Assesment erschließt die Lernmotivation und den Lernbedarf des Patienten und stellt so die Grundlage der Interventionsplanung bereit.

- Maßnahmen sind: Information, Schulung und Beratung über die Erkrankung, deren Verlauf und von Unterstützungs- und Hilfsangeboten.

- Die Maßnahmen werden nicht nur im klinischen Alltag gewährt, auch ambulant bzw. in der Häuslichkeit finden sie Anwendung.

Die Patientenberatung ist elementarer Bestandteil pflegerischen Handelns. In der Realität führt sie jedoch eher ein Schattendasein. Als eine neue Herausforderung gilt es, die Pflegeberatung selbstbewusst als integralen Bestandteil der Versorgung neben der ärztlichen Beratung zu etablieren. Wichtig hierbei ist es, die berufsständischen Grenzen rechtlich nicht zu überschreiten, denn das Beratungsmonopol über Krankheit obliegt dem Arzt.[79] Die Patientenedukation erfüllt mehrere Funktionen im Wandel der Versorgungslandschaft. Sie unterstützt den Patienten im Erhalt seiner Selbstbestimmung und Mitsprache im Versorgungsprozess, erhöht die Compliance - fördert so eine effektivere und effizientere Versorgung und unterstützt eine patienten- und bedarfsorientierte Versorgung.

---

75 Vgl. Abt-Zegelin 1999, S. 1 u. 56
76 Vgl. Gordon 2001, S. 1 u. 182
77 Vgl. Mühlbacher 2002, S. 63
78 Vgl. Risse & Strohbücker 1999, S, 22
79 Vgl. Pnkert & Renneke 2000, S. 51

6.3 Case Manger

Der pflegerische Case Manger übernimmt organisatorische und klinische Aufgaben. Zu den organisatorischen Tätigkeiten zählen die Koordination der Gesundheitsversorgung, die Zu- und Überweisung der Patienten in Versorgungseinrichtungen, die Entwicklung eines Versorgungsplans sowie die Kontaktpflege zu allen relevanten Ansprech- und Versorgungspartnern. Weiter vertritt der Case Manager die Interessen seines zu betreuenden Patienten.[80] Der Case Manager benötigt konkrete Kompetenzen, um sowohl den Klienten/Patienten als auch das Netzwerk in dem er sich bewegt managen und steuern zu können: Umgang mit Assessment, Hilfeplanung, Monitoring, Evaluation, Beratung, Behandlungspfade, Netzwerken, Entlassungs- und Überleitungsmanagement, Qualitätsmanagement und, und das ist umstritten, spezifisches Fachwissen der Pflege und Medizin. Man unterscheidet Fall- und Systemmanagement. Das Fallmanagement umfasst den gesamten CM-Prozess bezogen auf den Patienten, wohingegen das Systemmanagement auf die Netzwerkarbeit auf übergeordneter Ebene abzielt. Zur Umsetzung dieser Aufgabenstellung benötigt der Case Manager Schlüsselqualifikationen, die er aus verschiedenen Handlungskompetenzen generiert. Hierzu zählen ein berufliches Selbstverständnis, Sach- und Systemkompetenz, Methodenkompetenz, Sozialkompetenz und Selbstkompetenz.[81] Das Tätigkeitsprofil eines Case Managers ist sehr anspruchsvoll und umfangreich. Es stellt eine große Herausforderung dar, alle relevanten Rahmenbedingungen, Bedarfe und Interventionsalternativen zu berücksichtigen und den Anforderungen der Praxis gerecht zu werden.

---

80 Vgl. Hilleweare et al. 2000, S. 212

81 Vgl. Löcherbach et al. 2002, S. 202ff

Berufliches Selbstverständnis: Hierzu zählen unter anderem positive Grundeinstellung gegenüber den verschiedenen Kunden (Klienten, Kooperationspartner), Klarheit über Funktion als Case Manager, Ressourcenorientierung,Patienten-/Klientenorientierung als ethische Grundlage

Sach- und Systemkompetenz: Hierzu zählen unter anderem Organisationswissen, Kenntnis der medizinischen und sozialen Infra- und Versorgungsstruktur.

Methodenkompetenz: Hierzu zählen unter anderem Netzwerkarbeit, Kommunikationstechniken, Verfahrenskompetenz in Assessment, Serviceplanung, Monitoring, Coaching (Unterstützungstechniken), Wissensmanagement (Berichterstattung, Informationszusammenhänge erkennen, Dokumentation der Patientenpfade), Evaluationskompetenz (kontinuierlicher Qualitätsverbesserungsprozess).

Sozialkompetenz: Hierzu zählen unter anderem Kommunikationskompetenz, kooperative Handlungskompetenz, Konfliktfähigkeit, Koordinierungskompetenz, Kritik- und Konfliktfähigkeit, Fähigkeit zur multidisziplinären Zusammenarbeit, Durchsetzungsvermögen, Toleranz und Empathie.

Selbstkompetenz: Hierzu zählen unter anderem kompetenter Umgang mit der eigenen Person, Weiterentwicklung der Persönlichkeit, Fähigkeit zur Selbstreflexion, Selbstbewusstsein, Kontaktfähigkeit, Selbstorganisation

6.4   Netzwerkmanager

Der sich aus der Arbeitsteilung ergebende Koordinationsbedarf ist eine Folge der zwischen den verschiedenen Tätigkeiten innerhalb einer Organisation bestehenden gegenseitigen Abhängigkeiten (Interdependenzen). Die Koordination durch einen Netzwerkmanager zielt auf das Überwinden von Interaktions-, Verständnis- und vor allem Kommunikationsbarrieren zwischen den verschiedenen Funktions- bzw. Aufgabenbereichen. Diese Maßnahmen dienen der Prozessoptimierung im Gesundheitswesen und nicht zuletzt der Steigerung von Qualität und Wirtschaftlichkeit. Diese Form der Koordination lässt sich durch das Netztwerk- und Schnittstellenmanagement bewerkstelligen. Die Koordination durch ein Führungs- oder Lenkungsgremium über alle Leistungsstellen der Gesundheitsversorgung steht dabei im Mittelpunkt.[82] Im Kontext z.b. der Behandlung eines Schlaganfalls ist es notwendig, die Erstversorgung so frühzeitig wie möglich zu starten. Hat der Patient die Akutsituation überlebt, muss schon auf der Intensivstation die Frührehabilitation beginnen, damit Folgeschäden (z.B. Lähmung) vorgebeugt wird. Weiter muss nach der akutstationären Behandlung die weiterführende Anschlussheilbehandlung organisiert werden, da der Behandlungserfolg wesentlich vom "Ineinandergreifen" der verschiedenen Behandlungsformen und Institutionen abhängig ist.[83] Unkoordinierte Aktivitäten verursachen neben hohen Folgekosten eine mangelhafte Qualität der Dienstleistungsprozesse. Diese Mängel können durch das Netzwerk- und Schnittstellenmanagement gemindert werden. Im Rahmen der Integrierten Versorgung erfolgt die Patientenversorgung durch ein Team von Leistungsakteuren. Der Netzwerkmanager muss durch sein Wirken die Kooperation und das gegenseitige Vertrauen der Leistungserbringer fördern.[84]

---

82 Vgl. Adam 1996, S.168 ff

83 Vgl. Kugler & Gaeredts 2000, S.44 ff

84 Brockhoff & Hauschildt 1993, S. 396ff

7.   Fazit

Eine Frage die sich im Wandel des Gesundheitsversorgungssystems stellt, laute „Wer macht in Zukunft was?" Die vorliegende Arbeit hat versucht Trends und Herausforderungen im Kontext der notwendigen Rollendefinition von zukünftigen Pflegefachkräften herauszustellen. Es wurde gezeigt, dass die zukünftige Bevölkerung einen hohen Bedarf an Pflegeinterventionen aufweisen wird. Insgesamt ist unbestritten, dass der sogenannten „Pflegemarkt" zukünftig einen Wachstumsmarkt darstellt. Damit die älteren Menschen, Pflegebedürftige, die Einrichtungen sowie die Pflegenden selbst an diesem Trend partizipieren können, sollte eine Veränderung der Pflegeausbildung in diesem Fokus beginnen. Die Anforderungsprofile von Pflegeexperten wurden beschrieben. Diejenigen, die den Wandel im Pflegesystem aktiv gestalten wollen, finden mit dem Angebot einer dualen Ausbildung (Studium und praktische Ausbildung) eine Chance dazu. Es besteht nun die Möglichkeit ein komplementäres Wissens-, Fähigkeits- und Fertigkeitsfundament aufzubauen, was ein eigenständigeres Handlungsfeld gegenüber der rein praktischen oder akademischen Ausbildung aufweist. Die Kopplung von praktischen medizinisch-pflegerischen Fähigkeiten und pflegetheoretischen, gesundheitsökonomischen, betriebswirtschaftlichen und kaufmännischen Know-how bildet eine neue Generation von Pflegenden. Die Fokussierung von Schlüsselkompetenzen im Rahmen von Versorgungsnetzwerken wird der Forderung des Sachverständigenrates gerecht. Es wurde aufgezeigt, dass Mitarbeiter in neuen Versorgungsformen wie der IV durch ihre differenzierten Kompetenzen den neuen Anforderungen nach einem kooperativen Versorgungsverständnis gerecht werden. Die Betrachtung ausländischer Rollendefinitionen von Pflegeexperten gibt einen Ausblick für weitere Veränderungen bzw. Konzepte, die es in ähnlicher Form auch in Deutschland geben kann. Die Neuorientierung der Pflegeberufe ist auf diverse Zielparameter gerichtet. Die bislang favorisierte Fokussierung auf eine rein akademische Professionalisierung der Pflege greift im Anspruch auf eine Ausweitung der Kooperation zwischen den Leistungsakteuren und diversen Gesundheitsberufen zu kurz. Dieses neue Pflegeverständnis, als Teil des Versorgungskontinuums kann ein Lösungsansatz für zukünftige Versorgungsformen darstellen. Die duale Ausbildung erhöht über den wachsenden Tätigkeitsspielraum auch die Attraktivität des Pflegeberufes. Es bleibt die Möglichkeit bestehen in die klassische Pflege einzusteigen, darüber hinaus werden jedoch weitere Optionen angeboten. Ob administrative Tätigkeiten in pflegerelevanten Institutionen oder Aufgaben in anderen Branchen der Gesundheitswirtschaft angestrebt werden, hängt von der eigenen Interessenlage und Engagement der fachlichen Vertiefung des Einzelnen ab.

8. Literatur

Abt-Zegelin, A. (1999): Patienten-Edukation als Pflegeaufgabe. Planung und Aufbau von zwei Patienten-Informationszentren. Forum Sozialstation, Heft Nr. 96, S. 66-68

Adam, D. (1996): Planung und Entscheidung, 4. Aufl., Wiesbaden.

Adolph, H. (2003): Veränderungen in der Altersstruktur unserer Gesellschaft und ihre Auswirkungen auf die sozialen Dienste. Vortrag für die Veranstaltung „Herausforderung Zukunft – Strukturwandel in der Pflege und Behindertenhilfe" am 18. November 2003 in Dresden, http://www.dza.de/download/Adolph-Vortrag181103.pdf (Stand: 12/07)

Amelung, V.E., Schumacher, H. (2004): Managed Care: neue Wege im Gesundheitsmanagement; mit 12 Fallstudien aus den USA, der Schweiz und Deutschland . 3., vollst. überarb. und erw. Aufl. Gabler Verlag, Wiesbaden

Bickel, H. (2005): Epidemiologie und Gesundheitsökonomie. In: Wallesch, C.W.; Förstl H. (Hrsg): Demenzen. Referenzreihe Neurologie. Thieme Verlag, Stuttgart, S. 1-15

Bollinger, H.; Gerlach, A.; Grewe, A. (2006): Die Professionalisierung der Pflege zwischen Traum und Wirklichkeit. In: Pundt, J. (Hrsg.): Titel: Professionalisierung im Gesundheitswesen: Positionen, Potenziale, Perspektiven. Huber Verlag, Bern, S. 193-212

Brandenburg, H. (2002): Zukunft der Pflege: Der soziale Wandel und neue Tätigkeitsfelder in der professionellen Pflege alter Menschen. Pflegemanagement (7-8/2002), S. 133 – 148

Brockhoff, K., Hauschildt, J. (1993): Schnittstellen-Management - Koordination ohne Hier¬archie, in: Zeitschrift für Organisation, H. 6, S. 396-403.

Bundesministerin für Familie, Senioren, Frauen und Jugend (2001): Dritter Bericht zur Lage der älteren Generation in der Bundesrepublik Deutschland: Alter und Gesellschaft und Stellungnahme der Bundesregierung

Buckley-Viertel, D. (2001): Studieren und pflegen in den USA: Hochschulsystem - Pflegeausbildung – Pflegepraxis. Huber Verlag, Bern

Dash, K. et al. (2000): Entlassungsplanung Überleitungspflege. Urban & Fischer Verlag, München

Deutscher Bundestag (2000): Schlussbericht der Enquête-Kommission „Demographischer Wandel – Herausforderungen unserer älter werdenden Gesellschaft an den Einzelnen und die Politik

Dilling, H., Mombour, W., Schmidt, M.H. (1993): ICD-10. Internationale Klassifikation psychischer Störungen. Hans Huber Verlag, Bern-Göttingen -Toronto-Seattle

DNQP - Deutschen Netzwerk für Qualitätsentwicklung in der Pflege (2002): Expertenstandard Entlassungsmanagement in der Pflege: einschließlich Kommentierung und Literaturanalyse. Schriftreihe der Fachhochschule Osnabrück

Evans, M.; Hilbert, J. (2006): Die Gestaltung von Arbeit und Qualifizierung: Schlüsselherausforderung und Achillesferse für die Zukunft der Gesundheitswirtschaft. In: Pundt, J. (Hrsg.): Titel: Professionalisierung im Gesundheitswesen: Positionen, Potenziale, Perspektiven. Huber Verlag, Bern, S. 193-212

Fratiglioni, L., Launer, L.J., Andersen, K. (2000): Incidence of dementia and major subtypes in Europe: A collaborative study of population-based cohorts. Neurology 54 (11 Suppl. 5): 10 to 15

Fuchs (2004): Die Rehabilitation, S. 325

Gordon, M. (2001): Handbuch Pflegediagnosen: Das Buch zur Praxis, Ausgabe: 3. Aufl. Urban & Fischer Verlag, München

Grönemeyer, D. (2005): Gesundheitswirtschaft: die Zukunft für Deutschland. ABW Wiss.-Verl., Berlin

Hasseler, M.; Görres, S. (2005): Was Pflegebedürftige wirklich brauchen: zukünftige Herausforderungen an eine bedarfsgerechte ambulante und stationäre pflegerische. Schlütersche Verlagsgesellschaft, Hannover

Henke K-D, Cobbers B, Georgi A, Schreyögg J. (2006): Die Berliner Gesundheitswirtschaft: Perspektiven für Wachstum und Beschäftigung; eine Untersuchung im Auftrag der IHK Berlin und der Senatsverwaltung für Wirtschaft, Arbeit und Frauen. 2. Aufl. Medizinisch Wiss. Verl.-Ges., Berlin

Innopunkt-Kampagne 17 des Ministeriums für Arbeit, Soziales, Gesundheit und Familie Brandenburg (MASGF Brandenburg). Kompetenzbildung und Qualifizierung in der Gesundheitswirtschaft Brandenburg. Informationen unter: www.gesundheitswirtschaft-brandenburg.de (Stand: 12/2007)

Kälbe, K. (2006): Gesundheitsberufe unter Modernisierungsdruck. In: In: Pundt, J. (Hrsg.): Titel: Professionalisierung im Gesundheitswesen: Positionen, Potenziale, Perspektiven. Huber Verlag, Bern, S. 213-233

Klever-Dietrich et al. (2006): Das deutsche Gesundheitswesen: Zahlen und rechtlicher rahmen. In: Lauterbach, K.W.; Stock, S.; Brunner, H. (Hrsg.): Gesundheitsökonomie: Lehrbuch für Mediziner und andere Gesundheitsberufe. Huber Verlag, Bern, S.71-98

Kollak, I.; Pillen, A. (1998): Pflege-Ausbildung im Gespräch: ein internationaler. Mabuse-Verl., Frankfurt am Main

Kugler, C., Geraedts, M. (2000): Behandlung von Schlaganfallpatienten, in: Arnold, M., Litsch, M., Schwartz, F.W. (Hrsg.): Krankenhausreport '99. Schwerpunkt: Versorgung chronisch Kranker, Stuttgart, New York, S. 39-51.

Mühlbacher A C. (2002): Integrierte Versorgung: Management und Organisation; eine wirtschaftswissenschaftliche Analyse von Unternehmensnetzwerken der Gesundheitsversorgung. Huber Verlag, Bern [u.a.]

Neubauer, G. (2002): Auswirkungen eines DRG-basierten Vergütungssystems auf den Wettbewerb der Krankenhäuser. In: Wille, E.(Hrsg.): Anreizkompatible Vergütungssysteme im Gesundheitswesen. Nomos verlag, Baden-Baden, S. 159-177

Offermanns, G. (2006): Die zukünftige Rolle der Health Professionals aus Sicht der Betriebswirtschaft- und Managementlehre. In: Pundt, J. (Hrsg.): Titel: Professionalisierung im Gesundheitswesen: Positionen, Potenziale, Perspektiven. Huber Verlag, Bern, S. 36-60

Risse, G.; Strohbücker, B. (1999): Patienten-Informations-Zentrum: Krankenhaus Lüdenscheid startet pflegerischees Modellprojekt in Kooperation mit Universität Witten/Herdecke, Heft 119, S. 20-22

Robert-Bosch-Stiftung (2000): Pflege neu denken: zur Zukunft der Pflegeausbildung. Schattauer Verlag, Stuttgart

Roßbruch, R. (2003): Zur Problematik der Delegation ärztlicher Tätigkeiten an das Pflegefachpersonal auf Allgemeinstationen unter besonderer Berücksichtigung zivilrechtlicher, arbeitsrechtlicher und versicherungsrechtlicher Aspekte – 1. Teil1. Pflegerecht 3, S. 95-102

Rüschmann, H.-H.; Roth, A.; Krauss, C. (2000): Vernetzte Praxen auf dem Weg zu managed care? Aufbau, Ergebnisse, Zukunftsvision. Springer verlag, Berlin

Sachverständigenrat zur Begutachtung der Entwicklung im Gesundheitswesen (2007): Kooperation und Verantwortung: Voraussetzungen einer zielorientierten Gesundheitsversorgung. Bonn

Schaeffer, D. (2000): Bruchstellen in der Versorgung chronisch kranker alter Menschen. Die Entlassung aus dem Krankenhaus. In: Seidl, E. (Hrsg.): Autonomie im Alter. Studien zur Verbesserung der Lebensqualität durch professionelle Pflege. Maudrich Verlag, Wien, S.7-21

Shortell, Stephen M. et al. (1996): Remaking Health Care in America. San Francisco

Schräder, W.F.; Loos, S. (2006): Gesundheitswirtschaft Brandenburg. Stand und Entwicklung, Ministerium für Arbeit, Soziales, Gesundheit und Familie des Landes Brandenburg (Hrsg.): Berlin

Simon, M. (2005): Das Gesundheitssystem in Deutschland: eine Einführung in Struktur und Funktionsweise. Huber Verlag, Bern

Szathmary B. (1999): Neue Versorgungskonzepte im deutschen Gesundheitswesen: disease und case management. Luchterhand Verlag, Neuwied [u.a.]

Wendt, W.R. (2001): Case Management im Sozial- und Gesundheitswesen: eine Einführung.3., erg. Aufl. Lambertus-Verl., Freiburg im Breisgau

Wendt, W.R. (2005): Stand und Position in der Bundesrepublik. In: Löcherbach, P.; Klug, W.; Remmel-Faßbender, R.; Wendt, W.R. (Hrsg.): Case-Management: Fall- und Systemsteuerung in der Sozialen Arbeit. 3. Auflage, Ernst reinhardt Verlag, München, S. 14-39

Winter von, T. (2003): Demographischer Wandel und Pflegebedürftigkeit. In: Klie, T.; Buhl, A.; Entzian, H.; Schmidt, R. (Hrsg.): Entwicklungslinien im Gesundheits- und Pflegewesen: die Pflege älterer Menschen aus system- und sektorenübergreifender Perspektive. Mabuse-Verlag, Frankfurt am Main

Wohlfart, U. (1996): Vorschläge für eine gesundheitsfördernde Netzwerkarbeit. In: Gesundheitsakademie; Landesinstitut für Schule und Weiterbildung, NRW (Hrsg.). Macht - Vernetzung - gesund? : Strategien und Erfahrungen regionaler Vernetzungen im Gesundheitsbereich Mabuse-Verl., Frankfurt am Main, S. 57-62